Dʳ DESMOULINS

Directeur du Laboratoire de radiologie et d'électrothérapie
du département de la Seine

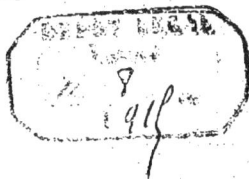

LA RADIOGRAPHIE

DANS

L'EXPERTISE MÉDICALE

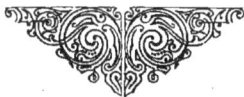

PARIS

RECUEIL SPÉCIAL DES ACCIDENTS DU TRAVAIL

49, RUE RICHER

LA RADIOGRAPHIE

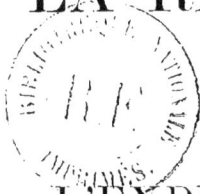

L'EXPERTISE MÉDICALE

PAR LE Dr DESMOULINS

Directeur du Laboratoire de radiologie et d'électrothérapie du département de la Seine

La fracture est l'accident type du travail et le plus délicat peut-être à apprécier. La difficulté commence dès qu'il s'agit de prononcer sur la reprise de fonctions, que l'intérêt du blessé exige souvent rapide, sous peine d'ankyloses, mais qu'il serait par contre imprudent parfois de précipiter. Quand y a-t-il consolidation suffisante ? Comment déterminer avec certitude, discriminer sans aléa cet « instant de droit », que le juge ne peut fixer que sur les données scientifiques de l'expert ?

Sans le secours de la radiographie, cette date clinique et juridique sera souvent d'une fixation des plus délicates.

Le blessé, par un sentiment naturel, sera invinciblement porté à exagérer l'importance des douleurs qu'il ressent encore et qu'il lui sera profitable de vaincre ; il résistera de très bonne foi aux suggestions médicales lui conseillant l'exercice, il s'effraiera de l'apparence de lésions, de déformations souvent trompeuses.

Le médecin, s'il n'a pas le secours de la double vue que lui donne aujourd'hui la radiographie, hésitera à passer outre. Plus grave encore peut être son hésitation quand il s'agit de porter un diagnostic définitif sur la permanence ou non de l'incapacité. Il peut, sans doute, par le seul examen clinique, être fixé sur certains points ; mobilité ou immobilité des fragments, importance du raccourcissement, des atrophies musculaires, des raideurs articulaires, des troubles sensitifs et trophi-

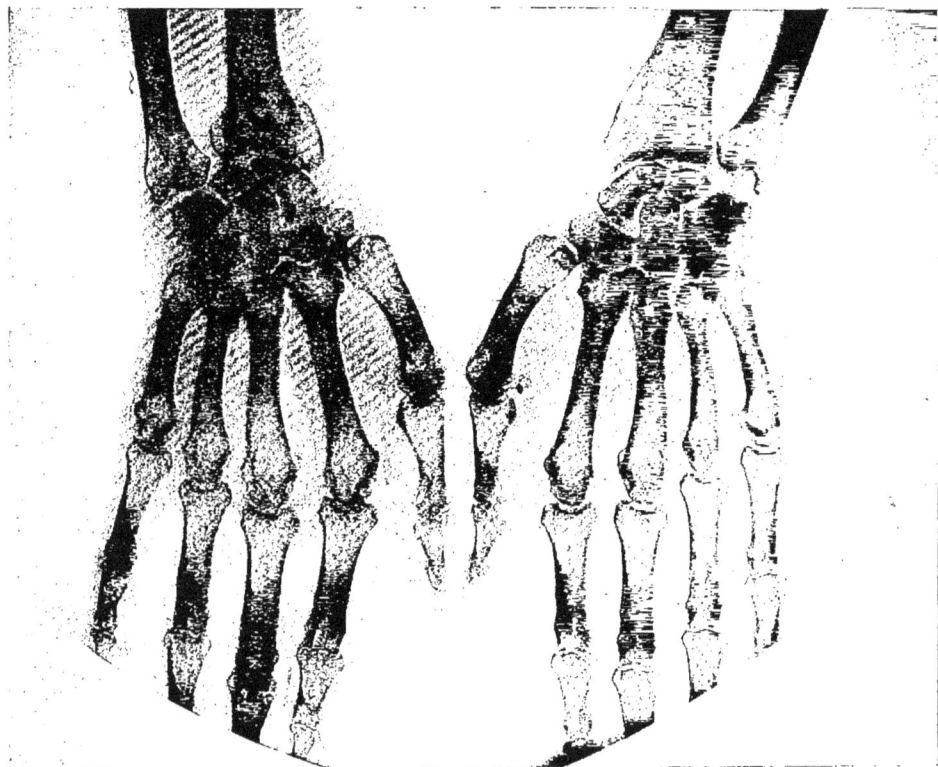

Fig. 1.

François P...

    Fracture de l'extrémité inférieure du radius non réduite, entraînant en apparence une déformation minime, mais en réalité déterminant une incapacité fonctionnelle importante.

    La radiographie montre bien la pénétration des fragments et l'orientation défectueuse de l'extrémité inférieure du radius fracturé.

ques qui ont pu se produire, enfin des déformations dans l'aspect et la direction générale de la partie blessée.

D'autres questions, et des plus importantes, ne peuvent être résolues que par l'examen radiographique, qui préside utilement aux appréciations définitives en matière de lésions traumatiques, osseuses ou articulaires, qui dévoile l'existence de fractures profondes ou de lésions viscérales post-traumatiques, que la clinique serait, à elle seule, impuissante à diagnostiquer.

A l'heure actuelle, on peut radiographier facilement, non seulement les membres, mais des régions cachées, comme la colonne vertébrale, le bassin, le crâne, régions difficilement explorables par le simple examen, et qui sont avec facilité projetées sur une plaque et photographiées. Au laboratoire de radiologie du département de la Seine, où nous avons eu souvent à faire ces examens, grand aurait été notre embarras si nous n'avions pu, grâce au matériel puissant dont nous disposons, radiographier instantanément un segment vertébral ou un crâne, pour lesquels l'examen clinique n'avait à peu près rien donné.

Quelques exemples, entre beaucoup, que nous allons rapporter vont rendre palpable cette affirmation :

Voici un blessé qui est tombé sur la tête deux mois auparavant. Le certificat médical de l'époque de l'accident est imprécis Ce blessé a bien perdu du sang par le nez, par l'oreille, il a bien été pendant presque une journée dans un demi-coma, mais, peu de temps après, il est sorti de l'hôpital où on l'a transporté. Au bout de deux mois, le blessé se plaint toujours. Quelle est la valeur de son affirmation ? L'examen clinique est totalement négatif. Heureusement la radiographie nous montre nettement une fêlure de la voûte, allant de l'étage antérieur à l'étage moyen.

Voici un autre blessé qui, serré par une voiture contre un mur, est resté immobilisé pendant une quinzaine ; depuis lors, il n'a pu marcher facilement et, au bout de trois mois, il déclare ne pouvoir travailler. L'examen clinique qui a eu lieu à la suite de l'accident, n'a pas fait percevoir de fracture, ni du côté du fémur, ni du côté de l'os iliaque. Et cependant, trois mois plus tard, l'examen clinique étant encore négatif, la radiographie nous fait percevoir un enfoncement, incomplet il est vrai, de la cavité cotyloïde

Tel autre blessé, au bout de deux mois, après une chute sur sur la tête, ne peut, dit-il, soutenir sa tête. Sur la foi d'un examen clinique donnant peu de renseignements et d'une radiographie de la colonne cervicale n'ayant rien montré, on arrête le demi-salaire de l'ouvrier et on l'engage à reprendre son travail. Une nouvelle radiographie latérale de la colonne vertébrale, faite au laboratoire du département de la Seine,

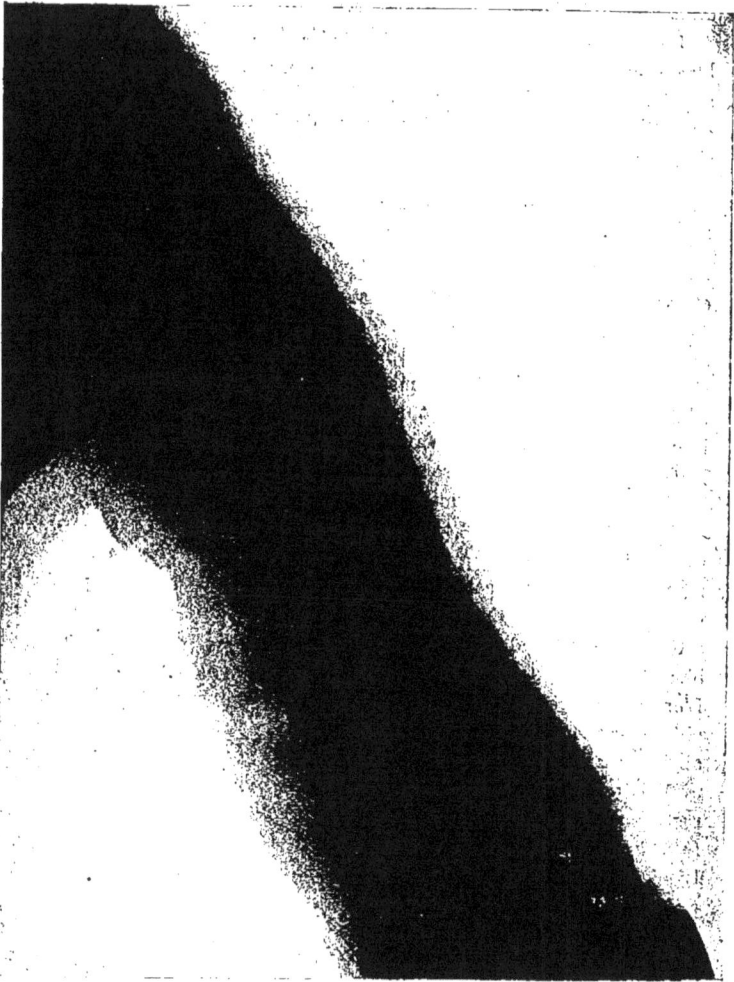

Fig. 2

M. F...

La radiographie donne l'explication de l'existence d'un cal volumineux par éclatement de l'humérus à la suite d'une fracture de la partie moyenne. Malgré cette disposition, le résultat fonctionnel est très satisfaisant.

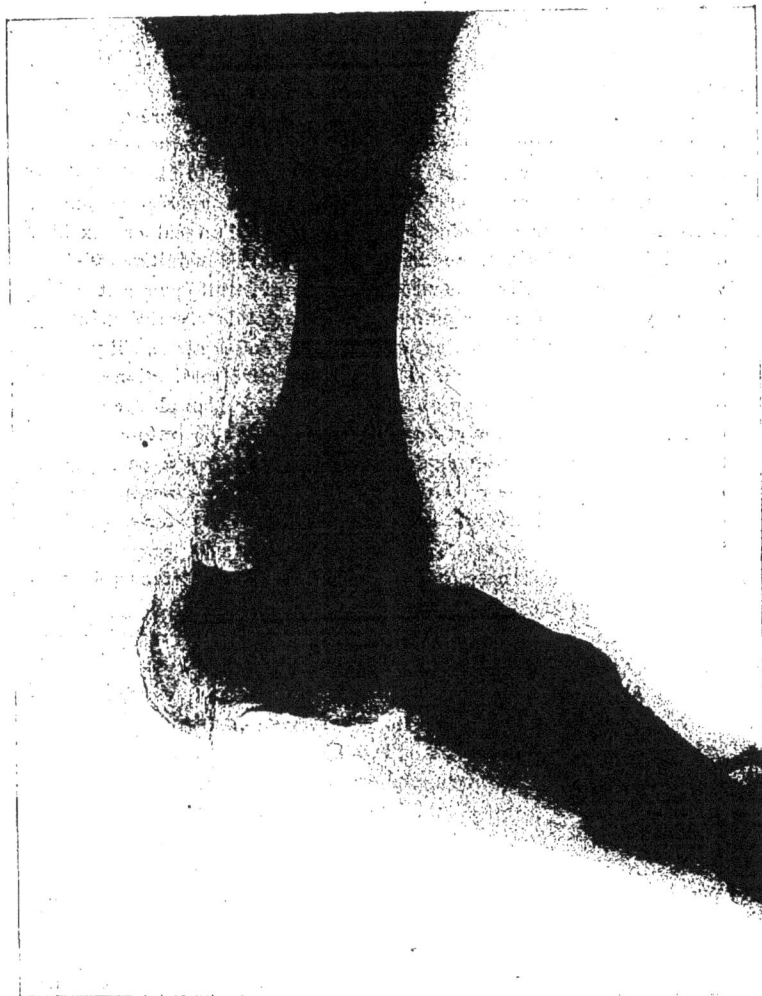

FIG. 3.

Louis G..., 62 ans.

Lésions d'artério-sclérose expliquant la persistance des phénomènes de cyanose, œdème et raideur de la jambe et du pied droit à la suite d'un accident minime.

La radiographie montre en arrière l'artère tibiale postérieure et en avant la pédieuse calcifiées et sclérosées.

montre avec netteté une fracture du corps de la 4e vertèbre cervicale, et nous donne l'explication de l'impotence persistante.

Dans tous ces cas la lésion osseuse méconnue fut décelée par la radiographie.

Dans un autre ordre d'idées, nous nous trouvons en présence d'une fracture datant de quelques semaines, et arrivée à l'époque de la consolidation. Le cal est volumineux, paraît solide, mais le blessé se plaint de ne pouvoir marcher et de souffrir Comment apprécierons-nous, autrement que par la radiographie, s'il s'agit d'un cal osseux bien organisé, nous qui savons combien la consolidation définitive est chose variable, et que derrière une virole externe qui paraît épaisse et solide, il peut y avoir un défaut plus ou moins complet de réparation interne osseuse? Seul le cliché radiogragraphique nous montrera s'il y a des travées osseuses nouvelles ou s'il y a, au contraire, raréfaction du tissu osseux, cal cartilagineux ou absence de cal. Mais, bien plus, en dehors du degré de consolidation et du mécanisme intime de cette consolidation que la radiographie nous permet de suivre pas à pas, elle va nous donner souvent la raison de la persistance des troubles trophiques, ou du retard dans la réparation, en nous faisant constater des lésions insoupçonnées.

Dans un cas, c'est un séquestre non résorbé et important qui maintient le cal gros et cause la persistance des douleurs.

Chez un deuxième malade, âgé de 60 ans, c'est une raréfaction du tissu osseux, une mauvaise nutrition des fragments qui les empêche de se joindre. Un autre a ses extrémités osseuses articulaires pâles, déminéralisées, à cause des compressions nerveuses et vasculaires qui ont suivi l'accident, à cause aussi de la longue immobilisation et de l'âge avancé du blessé ; et nous comprenons pourquoi il se plaint de douleurs et d'impotence dans ses articulations.

Chez un autre malade âgé, nous apercevons par la radiographie des artères calcifiées, athéromateuses, et nous nous expliquons que sa jambe, à la suite d'une fracture, soit restée si volumineuse, si froide, si violacée, et qu'il ne puisse que difficilement s'en servir.

Ce sont là constatations du plus grand intérêt quand il s'agit d'apprécier l'accident en lui-même et dans ses rapports avec les tares antérieures. Mais, si la radiographie nous permet de redresser des erreurs, de trouver la cause de la persistance des douleurs ou de l'impotence fonctionnelle, il y a un point qui est capital et sur lequel on ne saurait trop insister : c'est l'interprétation des radiographies, la façon de les prendre, la position à donner au blessé. Il faut de toute nécessité que celui qui interprète ait une sérieuse et solide documentation anatomique et clinique. Les fractures, même consolidées en excellente position, paraissent souvent, sur la radiographie, très mal réduites. Il faut savoir que les fragments chevauchent toujours ou à peu près. Quelquefois même un ou plusieurs fragments interposés n'empêchent nullement ce cal d'être solide. Il y a aussi des conformations individuelles dont il faut tenir compte et qui n'ont rien de pathologique. Nous insistons sur ce point, et nous mettons en garde surtout les personnes étrangères à la médecine contre des interprétations erronées dans la lecture des radiographies.

N'allons donc pas nous hâter, de par l'examen d'un cliché, d'affirmer une impotence permanente obligatoire. Souvent, au contraire, il y a, malgré cette apparence, un résultat fonctionnel parfait.

C'est là que le radiographe averti tiendra seulement compte de la variété de fracture, de la direction générale, du raccourcissement du membre traumatisé, pour en apprécier, avec un sens chirurgical indispensable, la valeur fonctionnelle.

Rappelons-nous donc les erreurs de la radiographie. Mais cette légère réserve ne peut nous empêcher d'affirmer que, sans elle, beaucoup d'expertises pour traumatisme osseux seraient impossibles à faire d'une façon précise.

La radiographie, en renseignant exactement le médecin, lui permettra de fixer le diagnostic plus tôt et aussi de ne plus craindre, le moment venu, de conseiller au blessé la reprise du travail. Cette reprise est du reste, pour lui, ce qu'il y a de mieux. Existe-t-il de meilleure mobilisation, et de meilleur massage que les mouvements spontanés qu'exige le travail ?

La radiographie, en permettant de déterminer la date exacte de la consolidation, sera un frein contre la continuation exagérée de l'indemnité de chômage, en même temps qu'un moyen de prévenir des ankyloses et des raideurs, dont la permanence ultérieure proviendrait d'une inaction trop prolongée.

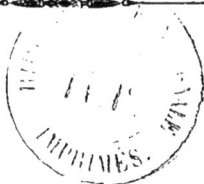

ORLÉANS. — IMP. AUGUSTE GOUT ET Cⁱᵉ

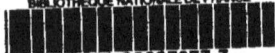

www.ingramcontent.com/pod-product-compliance
Lightning Source LLC
Chambersburg PA
CBHW050457210326
41520CB00019B/6249